Thai-Bo – der Power-Trend

Fitness und Aerobic haben in den letzten 20 Jahren immer mehr an Bedeutung gewonnen. Auch durch die Einsparungen im Gesundheitswesen wird die Eigeninitiative zur Gesunderhaltung für viele Menschen immer wichtiger. Deshalb wurden zahlreiche Programme entwickelt, die dazu beitragen, dass sich immer mehr Menschen, auch Ältere, für ein Fitnesstraining entscheiden.
Gerade Männer stehen jedoch den herkömmlichen Aerobic-Kursen skeptisch gegenüber, weil sie sich komplizierte Schritt- und tänzerische Bewegungsfolgen nicht unbedingt zutrauen.
Thai-Bo bietet eine mögliche Alternative zu den herkömmlichen Kursen mit schwierigen Choreografien und zu Stunden, bei denen die Muskelkräftigung im Mittelpunkt steht. Thai-Bo ist einfach und macht viel Spaß. Besonders Menschen, die gern neue Trends ausprobieren, sind begeistert. Da Thai-Bo Kampfsportelemente enthält, können sowohl fitnessorientierte als auch kampfsportinteressierte Menschen beim Training eine neue Herausforderung finden.

Mehr Kraft und Ausdauer

Thai-Bo kombiniert auf hervorragende Weise Kampfsportkomponenten des traditionellen Taekwondo und des Boxens mit Ausdauer- und Muskelkräftigungselementen in nur einem Stundenprofil. Thai-Bo eignet sich für alle, die ihre Kondition verbessern, Fett abbauen und ihre Muskulatur kräftigen wollen, ohne dabei eine schwierige Choreografie erlernen zu müssen. Außerdem schult Thai-Bo die Koordination und verbessert das Reaktionsvermögen.
Neben seinen positiven Trainingseffekten fördert Thai-Bo besonders die Dynamik und das Selbstbewusstsein der Teilnehmerinnen und Teilnehmer.
Thai-Bo ist kurz gesagt eine ganzheitliche Trainingsart, die mit wenig Zeitaufwand viel Power und Spaß verbindet, Stress abbaut und durch die Elemente der Kampfkunst das Selbstvertrauen des Trainierenden steigert. Auf den folgenden Seiten möchten wir Sie in die Entstehung und Grundlagen von Thai-Bo einführen. Vielleicht können wir Sie für diese neue Sportart (noch mehr) begeistern.

Bevor es losgeht ...

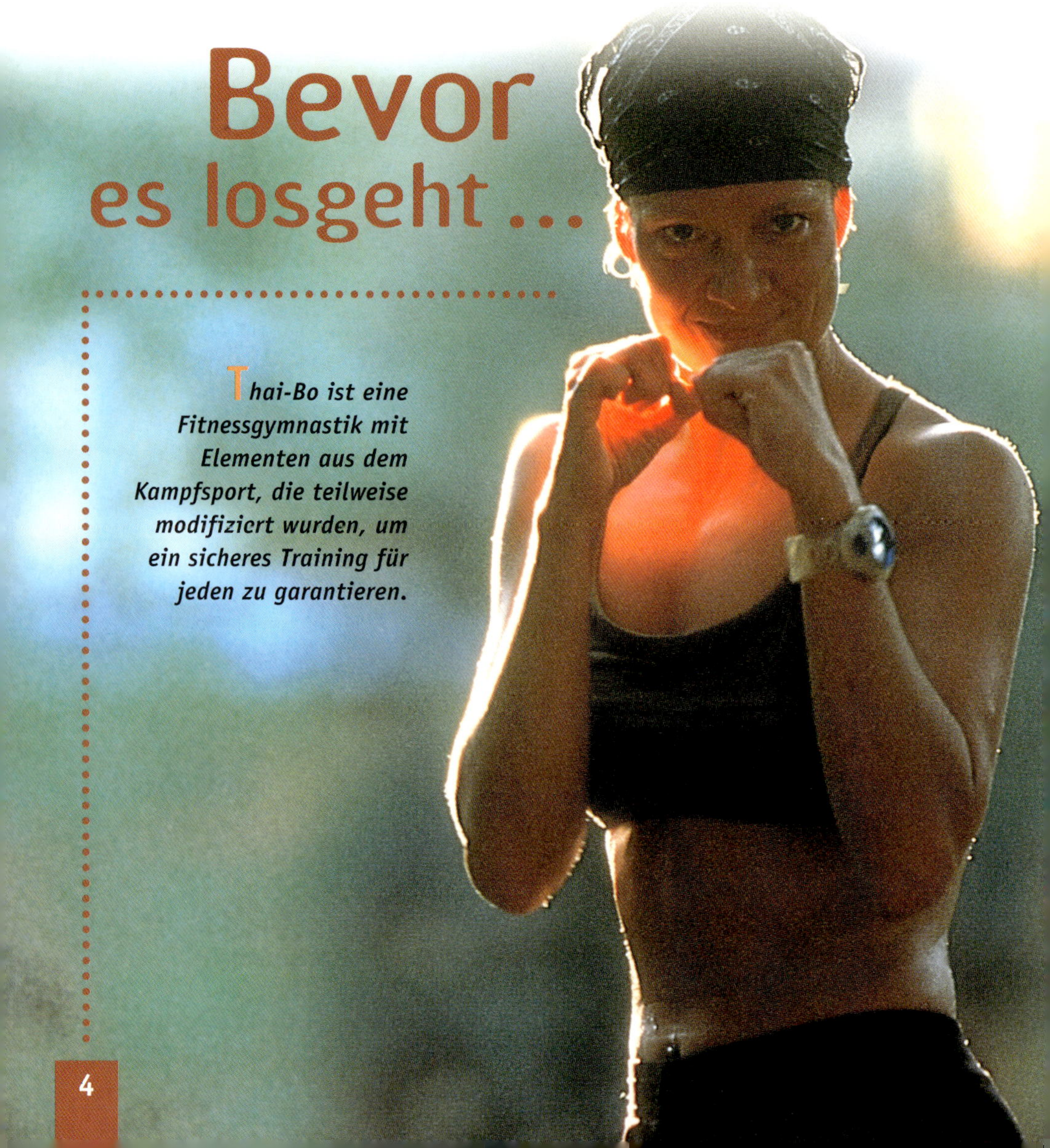

Thai-Bo ist eine Fitnessgymnastik mit Elementen aus dem Kampfsport, die teilweise modifiziert wurden, um ein sicheres Training für jeden zu garantieren.

Die Entstehung von Thai-Bo

Thai-Bo hat seine Wurzeln in den USA, Korea und auch in Deutschland.
Zunächst wurde ein ähnliches Programm unter dem Namen Tae Bo bei uns bekannt. Erstmals auf Videokassetten in der Fernsehwerbung angeboten, war das amerikanische Fitnesstraining über Nacht in aller Munde.

- Was ist das?
- Wie funktioniert das?
- Wo kann ich das trainieren?

Da die Nachfrage nach solchen Kursen stieg, wurde im deutschsprachigen Raum ein eigenes Programm entwickelt, Thai-Bo. Es berücksichtigt modernste gesundheitliche Erkenntnisse und auch Menschen ohne Vorkenntnisse aus dem Kampfsport können diesen Fitnesstrend betreiben. Schon nach wenigen Trainingseinheiten werden Sie feststellen, wie sich Ihre Fitness verbessert.

Die Grundlagen

Thai-Bo setzt sich wie zuvor erwähnt in seinen Kampfsportelementen aus dem koreanischem Taekwondo und dem Boxen zusammen. Neben diesen Bestandteilen wird das Training durch Bewegungsformen des Qi Gong und von Elementen aus der Aerobic zu einem ganzheitlichen Training abgerundet. Neuzeitliches, fundiertes Wissen ermöglicht es uns, die asiatische Kampfkunst mit dem Know-how der Fitnessbranche zu einer neuen, einzigartigen Trainingsform zu vereinen. Der Hauptanteil der Kampfsportelemente kommt aus dem Taekwondo, einer koreanischen Kampfsportart, die in ihren Ursprüngen über 2000 Jahre alt ist. Taekwondo wurde 1965 erstmals in Deutschland von einem koreanischen Demonstrationsteam vorgestellt und wird seitdem bei uns gelehrt. Es verbindet Fußtritte (Tae), Faustschläge (Kwon) und den geistigen Hintergrund (Do). Seit Beginn der lizenzierten Trainerausbildungen für Thai-Bo wurden mehr als 4000 begeisterte Kurstrainer europaweit in dieses Programm eingeführt. Inzwischen steht Thai-Bo bei über 5000 Studios auf dem Kursprogramm. Durch die aufeinander aufbauenden Fortbildungsmodule wird sichergestellt, dass sich alle Trainer regelmäßig weiterbilden und ihr Wissen und ihre Fähigkeiten vervollkommnen können. Das garantiert ein gesundheitsorientiertes Training in guter Qualität.

Für wen ist Thai-Bo geeignet?

Grundsätzlich eignet sich Thai-Bo für jeden, der ein Ausdauertraining absolvieren möchte. Sind Sie sich über ihre gesundheitlichen Voraussetzungen unsicher, sollten Sie sich vorher von Ihrem Arzt untersuchen lassen. Eventuell ist zum Beispiel ein EKG sinnvoll, das Ihre Belastbarkeit testet.
Die Intensität dieses Programms können Sie dann selbst mit Hilfe eines Herzfrequenz-Messgerätes bestimmen. Diese Geräte werden im Sportfachhandel angeboten, lassen Sie sich dort beraten. Techniken und Übungen für Fortgeschrittene sollten Sie erst nach einer gewissen Erfahrung ausprobieren und in Ihr Training einbeziehen. Wenn Sie in einem Fitness-Studio oder in einem Verein trainieren, kann dieses Buch helfen, Ihre Techniken zu kontrollieren und gegebenenfalls zu verbessern. So erzielen Sie größere Erfolge und das Training macht Ihnen noch mehr Spaß.
Sollten Sie vielleicht lieber zu Hause oder für sich allein Sport treiben wollen, dann können Sie sich hier Anregungen holen und Einstiegsmöglichkeiten für ein Thai-Bo-Workout finden.
Sie möchten abnehmen, Ihren Körper straffen, Ihr Gewicht halten oder reduzieren und zusätzlich etwas für die Gesundheit tun? Das Training soll Spaß bereiten? Dann sind Sie hier richtig. Das Thai-Bo-Training bietet Ihnen außerdem die Möglichkeit, Körper und Geist in Einklang zu bringen oder ein bereits vorhandenes Gleichgewicht zu stabilisieren. So können Sie erfolgreicher Ihren Alltagsstress bewältigen.

Thai-Bo eignet sich für:

- **alle Altersgruppen**
- **Frauen und Männer**
- **alle Fitnesslevels (Einsteiger und Fortgeschrittene)**
- **Fitness- und Kampfsportler**
- **eine Gewichtsreduktion**
- **das Ausdauertraining**
- **die Schulung von Power, Schnellkraft**
- **ein Kraft-Ausdauertraining**
- **den Abbau von Stress**
- **ein Stretching**
- **ein Mentaltraining**

Musik

Der Einsatz von spezieller Musik bietet diesem Training eine weitere, sehr wichtige Möglichkeit zur Motivation. Die Geschwindigkeit der Musik spielt eine große Rolle, da wir in den verschiedenen Belastungsstufen unseren Körper nicht unter- bzw. überfordern sollten.

bpm

Die Geschwindigkeit der Musik wird in bpm (beats per minute) gemessen. Die Anzahl der beats pro Minute bestimmen Sie, indem Sie den Takt der Musik 10 Sekunden lang zählen und dann mit 6 multiplizieren. Am besten orientieren Sie sich an dem Bass, er lässt sich leicht heraushören.

Für die mentale Einstimmung und die Atemübungen eignet sich am besten Musik, die für Tai Chi oder Qi Gong verwendet wird. Hier spielt der bpm keine Rolle, da diese Musik sehr langsam ist.

- In der Erwärmungsphase und beim Vordehnen sollte die Anzahl der bpm zwischen 125 - 135 liegen. Als Musik empfehlen wir kräftigen house-beat, der nötig ist, um die entsprechende Atmosphäre zu schaffen und das »eye of the tiger« zu bekommen. Auch bei älteren Teilnehmern kommt diese Musikrichtung nach meiner Erfahrung sehr gut an.
- Die Musik im Hauptteil sollte zwischen 135 bis maximal 150 bpm liegen.
- Wenn Sie nach der Belastung in die Erholungsphase übergehen, sollte die Musik wieder langsamer werden (ca. 125 - 135 bpm). Während des Dehnens und der Entspannung empfehlen wir langsame Musik, der bpm ist hier nicht relevant.

Phase

Im Thai-Bo verwenden wir grundsätzlich Musik im 4/4 Takt. Das bedeutet, jeder Takt setzt sich aus 4 beats (Taktschlägen) zusammen. 2 Takte bilden gemeinsam eine Phase von 8 beats. Jede Phase hat in der Thai-Bo-Musik (wie auch in der Popmusik) eine charakteristische Folge:

<u>1</u> – 2 – <u>3</u> – 4 – <u>5</u> – 6 – <u>7</u> – 8

Die 1 bildet den Anfang, die 5 ist ebenfalls betont. Die 8 steht am Ende. Die Fähigkeit des Hörers muss darin liegen, die 1 herauszuhören und seine Übungen auch immer auf der 1 zu beginnen.

Musikbogen

Die nächstgrößere Einheit ist der Musikbogen, dieser besteht aus 4 Phasen. Jeder Musikbogen besteht aus 32 beats.

Die Techniken

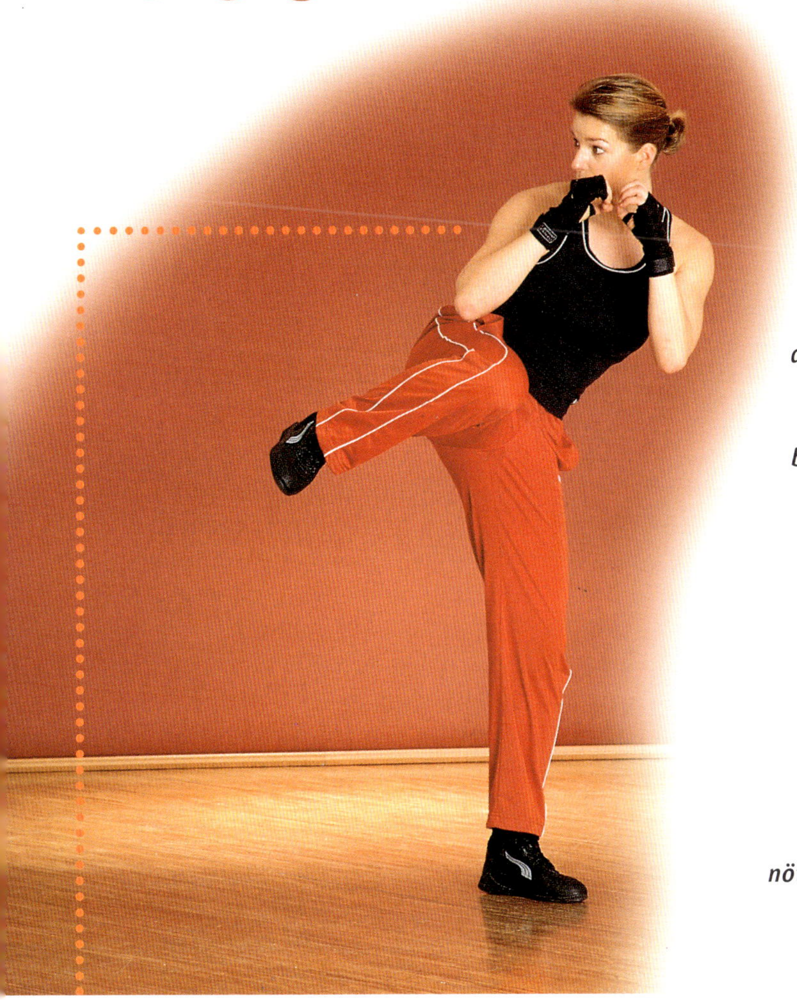

Achten Sie bei allen Schlägen und Tritten darauf, dass die Gelenke immer leicht gebeugt bleiben. Arbeiten Sie bei der Belastung immer kurz und kräftig aus dem Bauch heraus. Üben Sie mit Kraft und Körperspannung. Dies verhindert den Gelenkanschlag und beugt somit einer Überbelastung und Verletzung vor. Die richtige Atmung unterstützt hierbei die nötige Trainingsspannung.

Grundstellungen

Wir arbeiten beim Thai-Bo meistens aus zwei Grundstellungen, aus der Parallel- und der Kampfstellung. Das heißt, alle Techniken können sowohl aus der Parallel- als auch aus der Kampfstellung Anwendung finden.

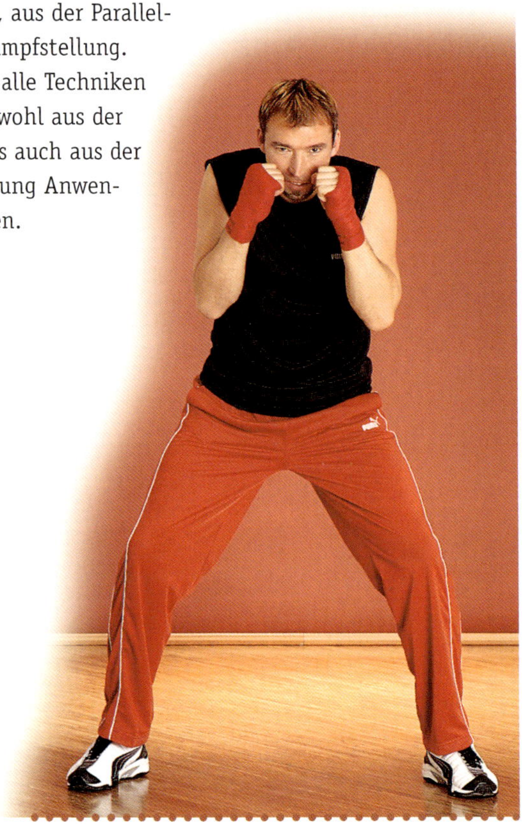

Parallelstellung

- Die Beine sind etwas mehr als schulterbreit geöffnet, die Körperfront zeigt zum imaginären Gegner.
- Die Fäuste befinden sich in Deckungshaltung.
- Handrücken und Unterarm bilden eine Linie, die Handflächen zeigen zueinander. Die Hände werden vor dem Gesicht auf Höhe des Kinns und der Nase platziert. Der Abstand zwischen den Fäusten beträgt etwa eine Faustbreite, der Abstand zwischen Gesicht und Fäusten eine Daumenlänge.
- Die Schultern bleiben locker, der Bauch wird fest angespannt, die Oberarme sind vor dem Oberkörper. Der Po ist ebenfalls fest angespannt, die Hüfte ist aufgerichtet, die Beine sind leicht gebeugt.

Kampfstellung

- ▲ Die Beine befinden sich in der Vorwärtsstellung, etwa eine Schrittlänge auseinander. Die Füße stehen leicht quer zu unserem imaginären Gegner und sind ungefähr hüftbreit geöffnet.
- ▲ Die Fäuste befinden sich in Deckungshaltung.

Faustgrundhaltung

- ▲ Bei beiden Grundstellungen befinden sich die Fäuste immer in der Faustgrundhaltung: Machen Sie eine Faust und verschließen Sie die Faust mit dem Daumen am zweiten Glied des Mittelfingers.

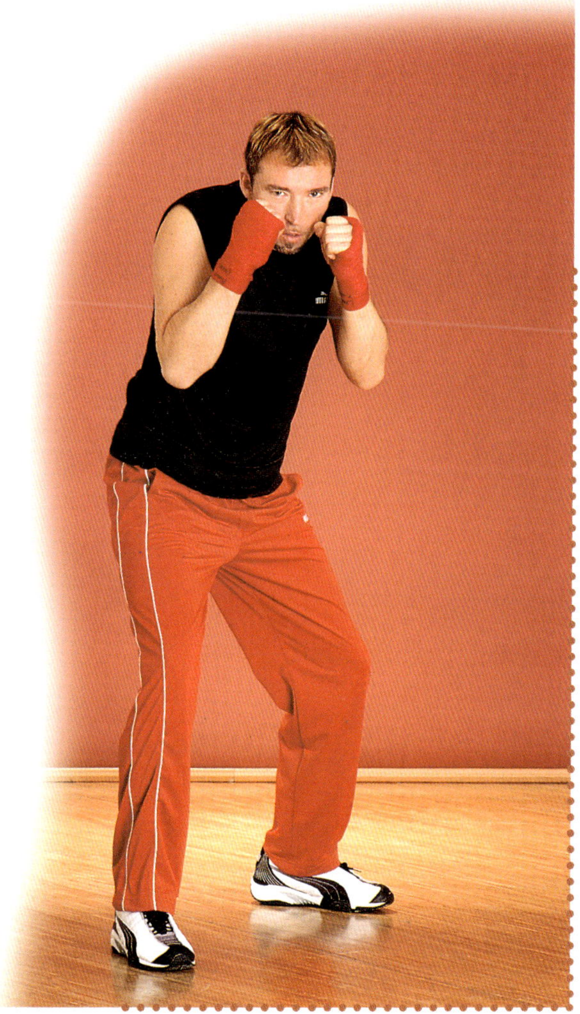

Abtauchen

▲ Mit dem Begriff »Abtauchen« bezeichnet man das Ausweichen, um dem Schlag des Gegners zu entkommen.

▲ Die Fäuste sind in Deckungshaltung.

▲ Den Oberkörper sollten Sie leicht nach vorn neigen und dabei tief in die Hocke gehen, damit der Schlag des Gegners ins Leere geht.

▲ Als Variation kann auch seitlich abgetaucht werden.

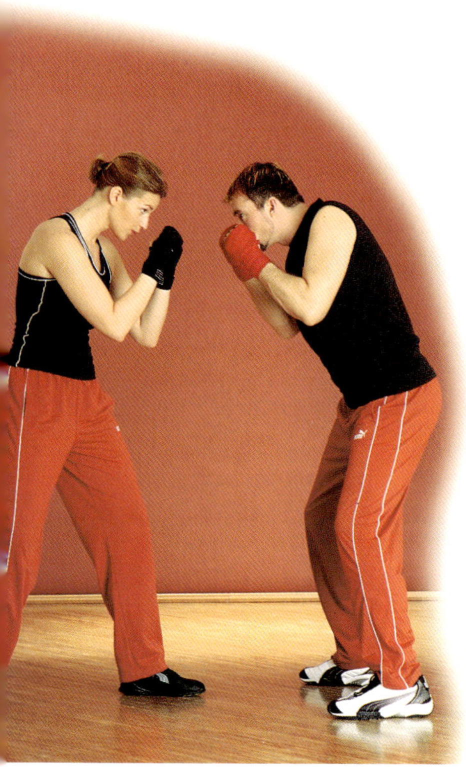

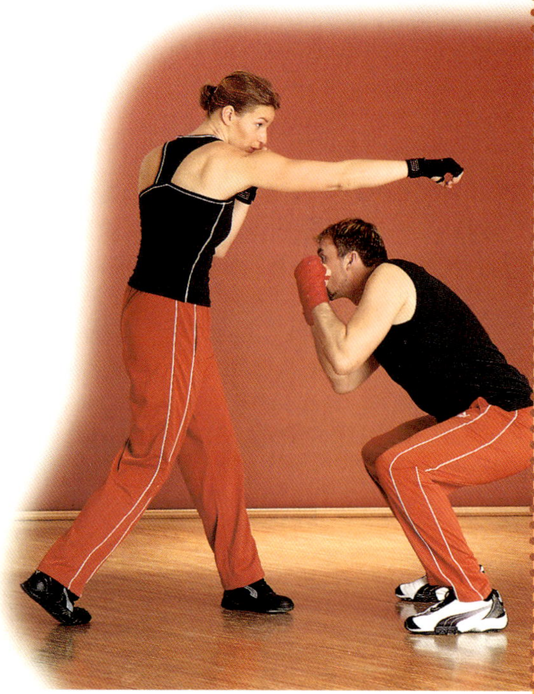

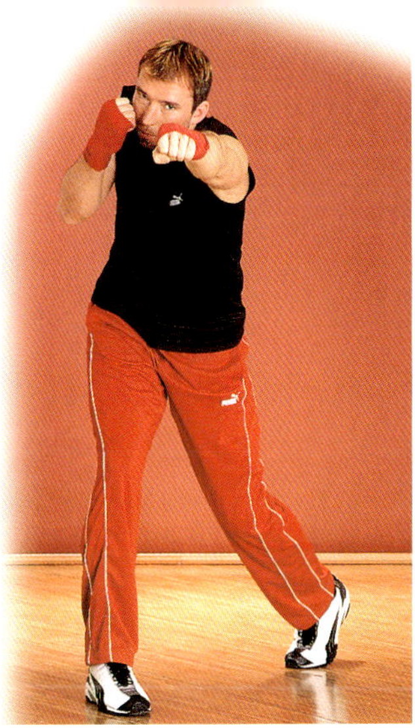

Die Basic-Fausttechniken

Der Punch

▲ Dieser Faustschlag kommt aus dem Boxen und man schlägt zum Kopf oder Körper des imaginären Gegners.

▲ Die Faust geht aus der Deckung gerade nach vorn, die Schulter wird vorgenommen, der Ellbogen folgt der Faust, die erst im letzten Moment um 45 Grad gedreht wird.

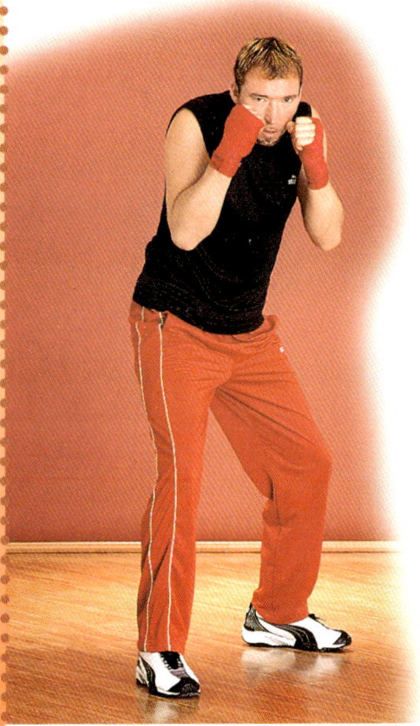

▲ Das seitengleiche Bein wird auf dem Ballen mit dem Knie nach innen gedreht, um die Kniegelenke zu entlasten.

▲ In der Endphase sollten Sie kräftig ausatmen, halten Sie den Arm dabei leicht gebeugt, dies verhindert den Gelenkanschlag.

▲ Führen Sie diesen Schlag erst im langsamen Tempo aus, später können Sie Schlagzahl und Tempo erhöhen.

▲ Ziehen Sie nach jedem Schlag die Faust wieder zurück in die Deckung.

▲ Schlagen Sie abwechselnd mit der rechten und linken Faust.

Beanspruchte Hauptmuskelgruppen:

▲ Unterarmdreher, Trizeps, Schulter- und Brust-, schräge und gerade Bauchmuskulatur, Bizeps, breite Rückenmuskeln, Trapezius

Hinweise:

▲ Die Bewegungen von Ober- und Unterkörper erfolgen gleichzeitig!

▲ Achten Sie immer darauf, dass der Schlag mit dem ganzen Körper ausgeführt wird, das heißt, der Schlag kommt aus den Beinen, der Hüfte, der Schulter, dem Rücken und dem Arm.

Der Jab

▲ Der Jab ist ein kurzer Distanzschlag, der mit weniger Wucht, aber dafür schnell geschlagen wird.

▲ Er kommt aus dem Boxen und dient zum Distanzhalten eines Gegners. Die Ausgangsposition ist meist die Kampfstellung.

▲ Schlagen Sie den Jab mehrmals mit der rechten und mit der linken Faust.

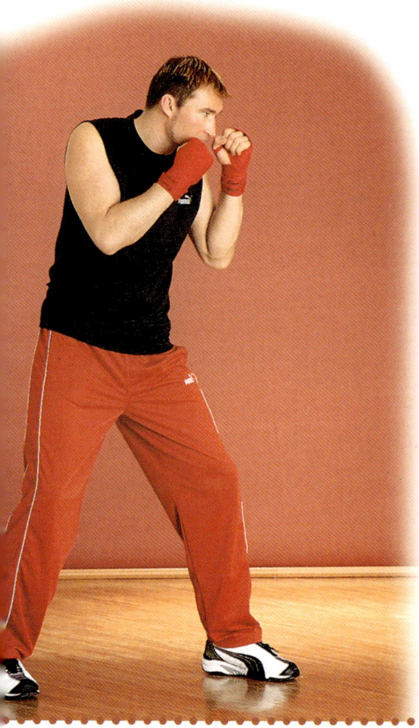

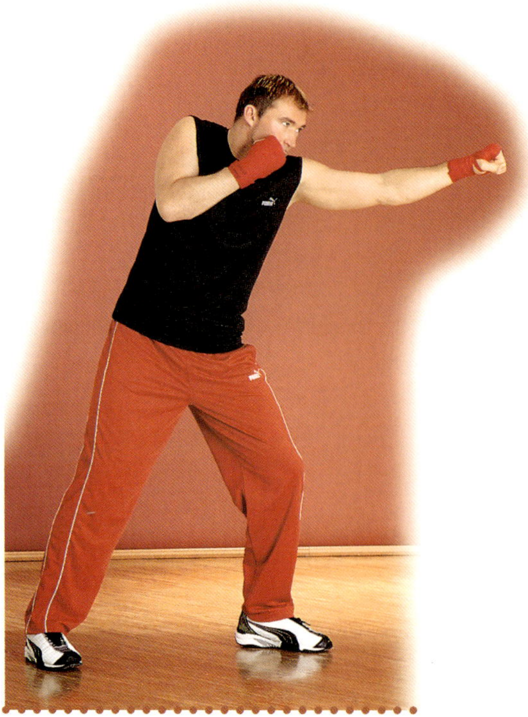

Der Uppercut

▲ Bei diesem Aufwärtshaken erfolgt ein seitliches, tiefes Abtauchen unter die Deckung des Gegners.

▲ Sie stehen in der Parallelstellung und drehen das Bein ein wie beim Punch.

▲ Nehmen Sie die linke Schulter vor, Unter- und Oberarm bilden einen rechten Winkel, der Faustrücken zeigt zum Gegner. Durch das Aufstehen wird mit der Faust zum Kinn oder Körper des Gegners geschlagen.

▲ Dann erfolgt ein aktives Zurückziehen des Schlagarmes in die Deckungsposition. Die passive Faust verbleibt immer in der Deckungsposition.

▲ Schlagen Sie abwechselnd rechts und links.

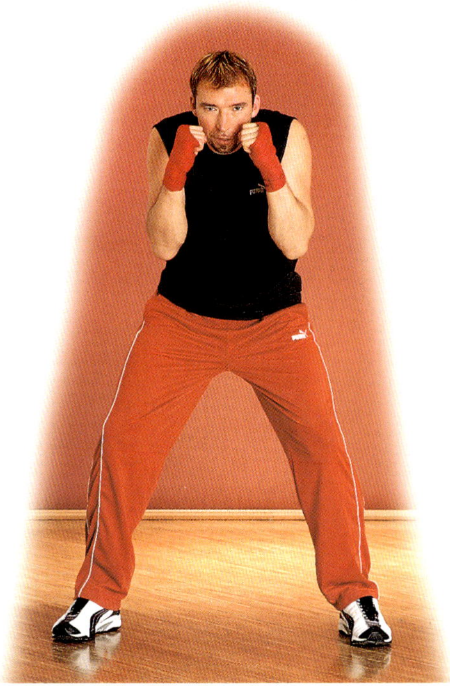

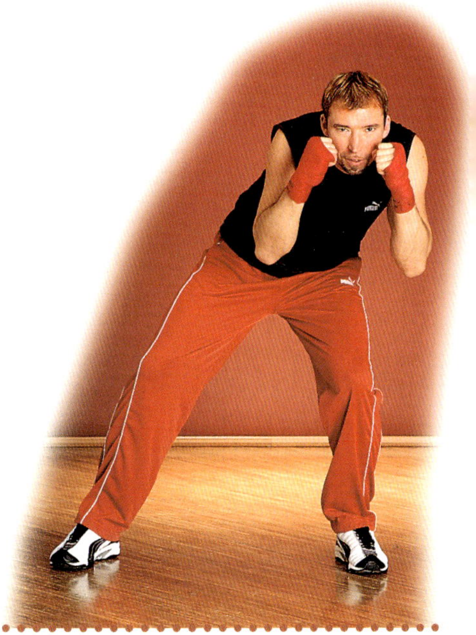

Beanspruchte Hauptmuskelgruppen:

▲ Gesamte Armmuskulatur, Schulter-, Brust-, gerade und schräge Bauch-, Rücken-, Gesäß- und Beinmuskulatur

Hinweis:

▲ Der Uppercut wird hauptsächlich aus den Beinen geschlagen, Sie sollten also kräftig mit den Beinen von unten nach oben aufstehen. Das Körpergewicht ist auch in der Endpositiom gleichmäßig auf beide Beine verteilt.

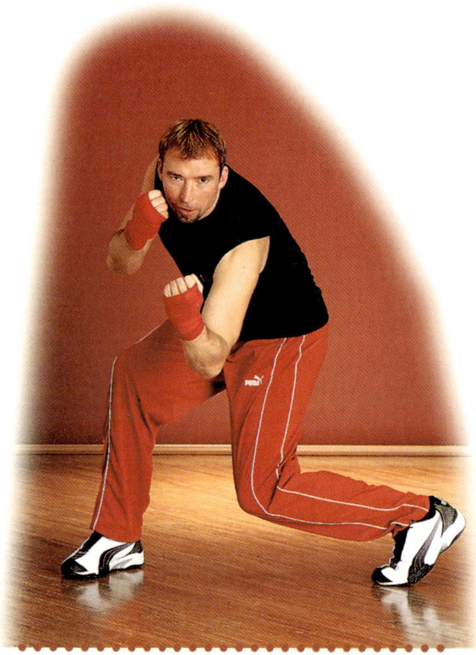

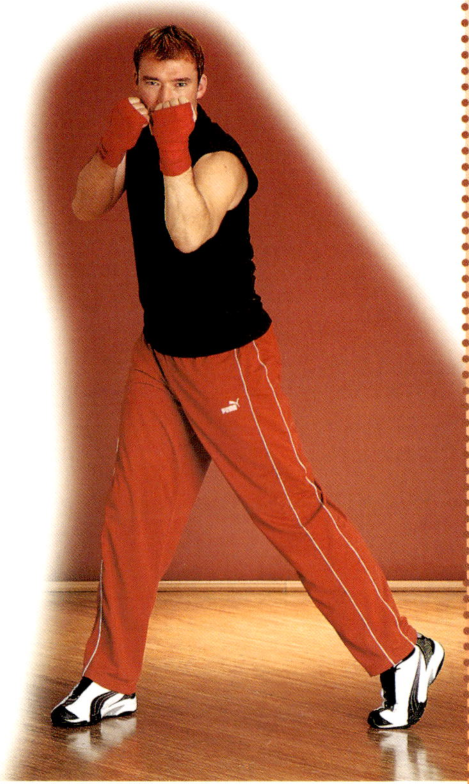

Der Hook

▲ Heben Sie den Ellbogen seitlich auf Schulterhöhe, so dass Ober- und Unterarm einen rechten Winkel bilden.
▲ Schlagen Sie mit der Faust in Richtung Körpermitte. Dabei bilden Ober- und Unterkörper eine Einheit, das heißt, zeitgleich mit dem Schlag werden Hüfte und Knie eingedreht sowie die Ferse ausgedreht. Beinarbeit wie beim Punch (Seite 12).
▲ Ziehen Sie den Schlagarm wieder aktiv in die Deckungsposition zurück.
▲ Schlagen Sie abwechselnd einen linken und einen rechten Hook.

Beanspruchte Hauptmuskelgruppen:

▲ Gesamte Armmuskulatur, Schulter-, Brustmuskulatur, gerade und schräge Bauch-, Rücken-, Gesäß- und Beinmuskulatur.

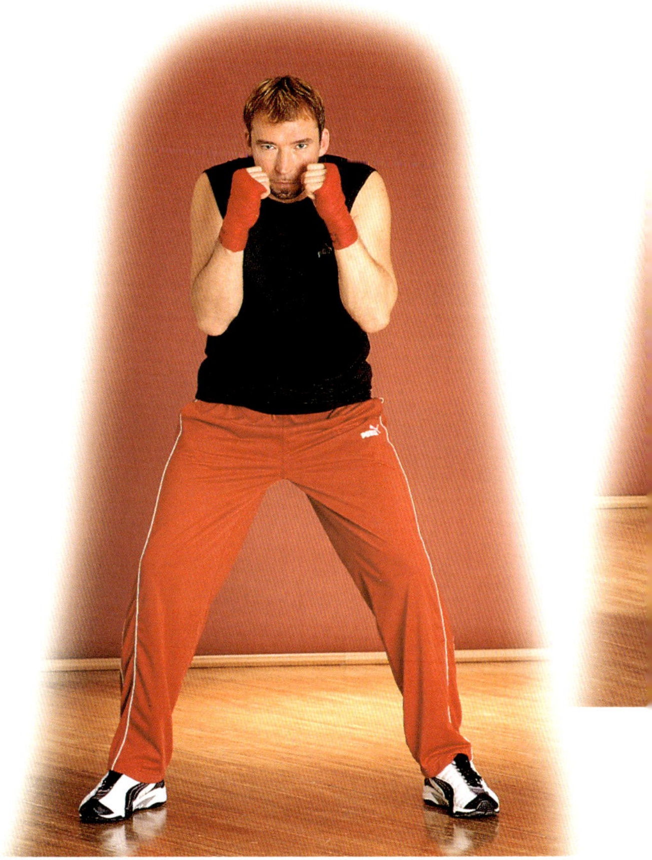

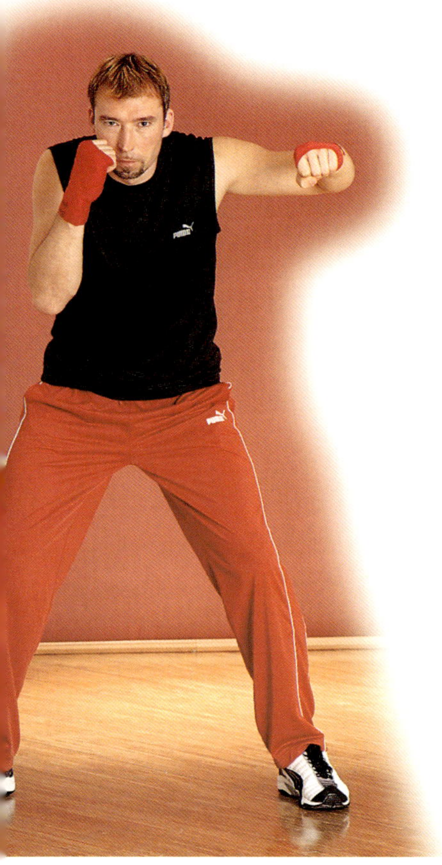

Tipp

Schlagen Sie den Hook in einer flüssigen, halbrunden Bewegung.

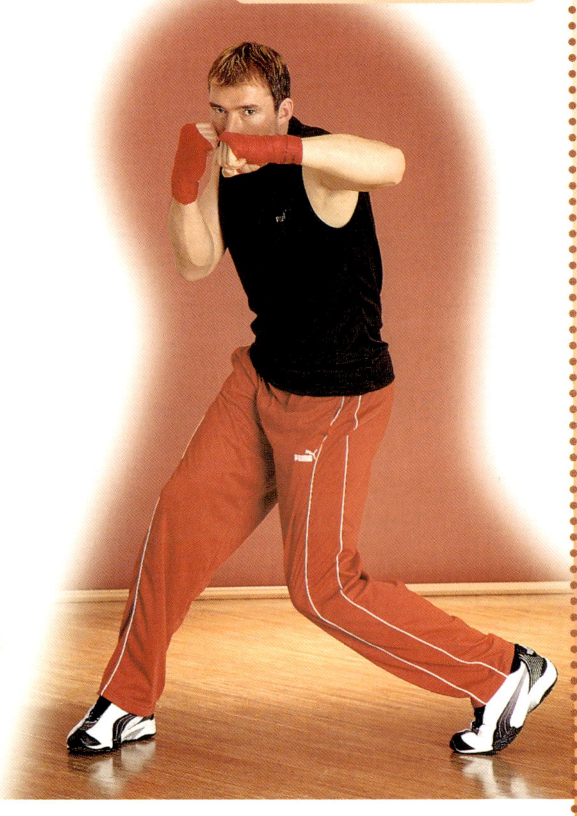

Hinweis:

▲ Auch hier kommt die Kraft aus den Beinen, der Hüfte, dem Rücken und der Schulter.

Die Basic-Fußtechniken

Der Kneekick

▲ Dieser Kick wird mit dem Knie zum Körper oder Kopf des Gegners getreten.

▲ Die Fußspitze des Standbeines steht ca. 45 Grad nach außen, das Kickbein wird bis zu einem Winkel von maximal 90 Grad zum Oberkörper angehoben. Hierbei sollten Sie den Oberkörper leicht zurücknehmen und die Hüftseite des Kickbeines deutlich nach vorn führen.

▲ Ziehen Sie den Unterschenkel soweit wie möglich zum Oberschenkel. Der Fuß ist »point«, das heißt, er wird gestreckt.

▲ Ziehen Sie das Bein nach dem Kick wieder aktiv in die Ausgangsposition zurück.

Beanspruchte Hauptmuskelgruppen:

▲ Gerade und schräge Bauchmuskulatur, Hüftbeuger, Beinstrecker, Beinbeuger, Gesäßmuskulatur

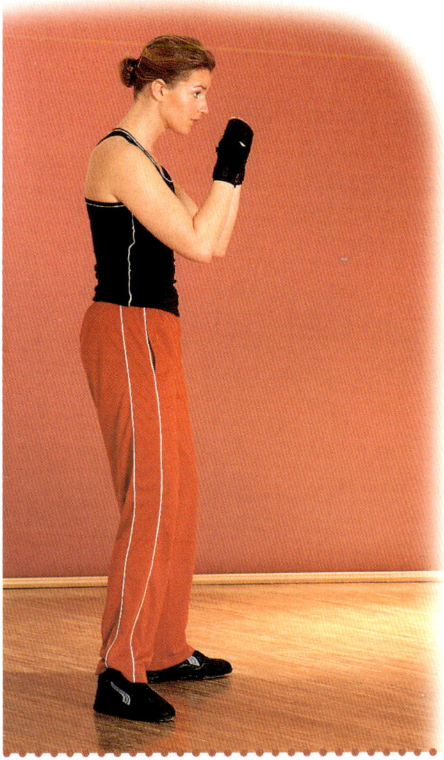

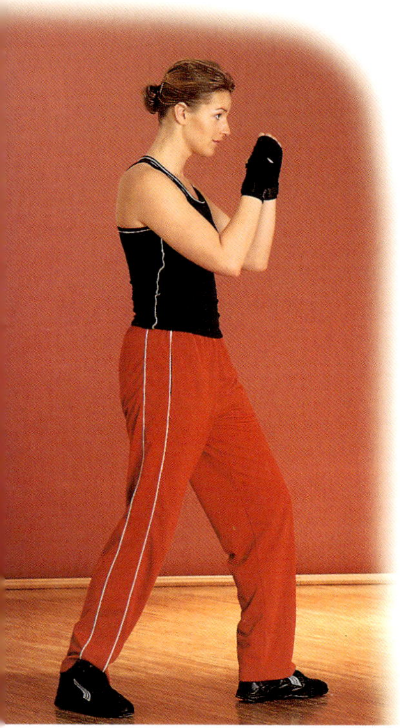

Tipp

Führen Sie auch die Fußtechniken stets mehrmals mit dem rechten und linken Bein aus.

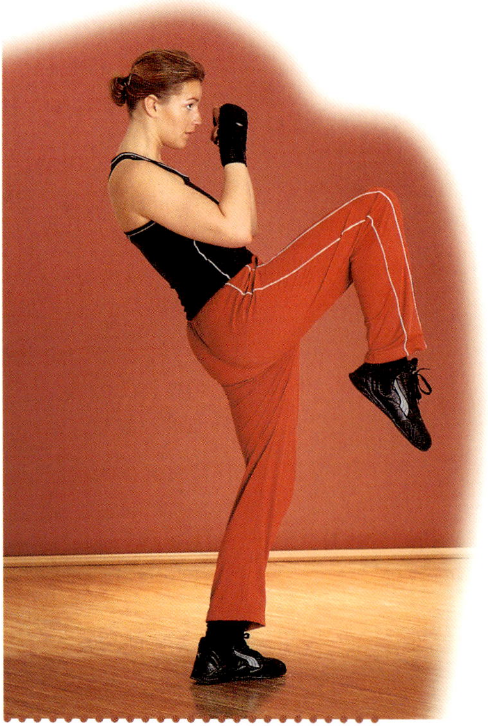

Hinweise:

- Führen Sie die Hoch- und Tiefbewegungen mit Kraft und Spannung durch.
- Zur Kräftigung der Rückenmuskulatur können die Arme mit einbezogen werden. Strecken Sie die Arme in Richtung imaginären Gegner und führen Sie eine Bewegung aus, als würden Sie den Gegner kraftvoll zu sich heranziehen.

Der Frontkick

▲ Der Frontkick ist eine Abwandlung und Erweiterung des Kneekicks. Sobald das Knie angehoben ist, wird mit dem Unterschenkel und dem Fuß nach vorn getreten und wieder aktiv zurückgezogen.

▲ Im Gegensatz zum Kampfsport bleibt der Fuß gestreckt. Dies verhindert den Gelenkanschlag im Knie.

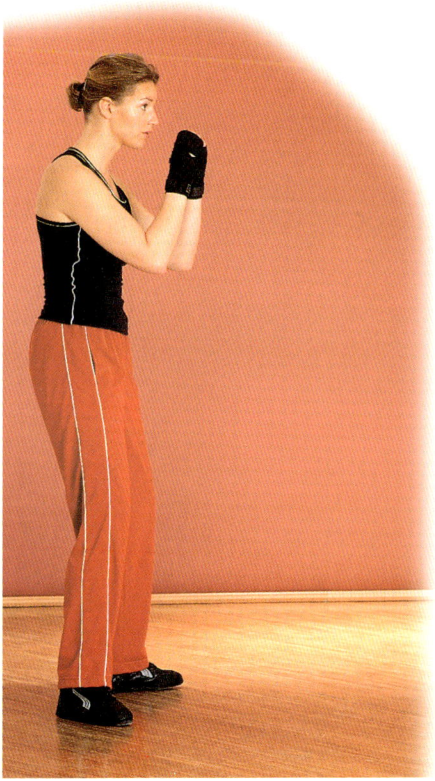

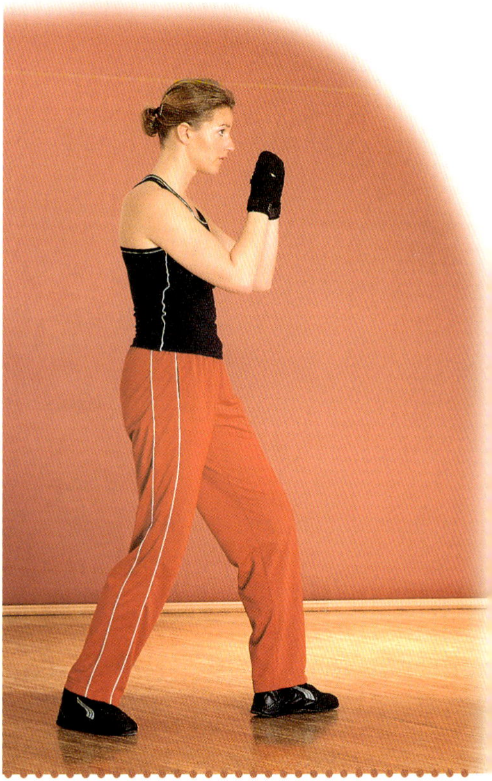

Beanspruchte Hauptmuskelgruppen:

▲ Gerade und schräge Bauchmuskulatur, Hüftbeuger, Beinstrecker, Beinbeuger, Gesäß- und Wadenmuskulatur

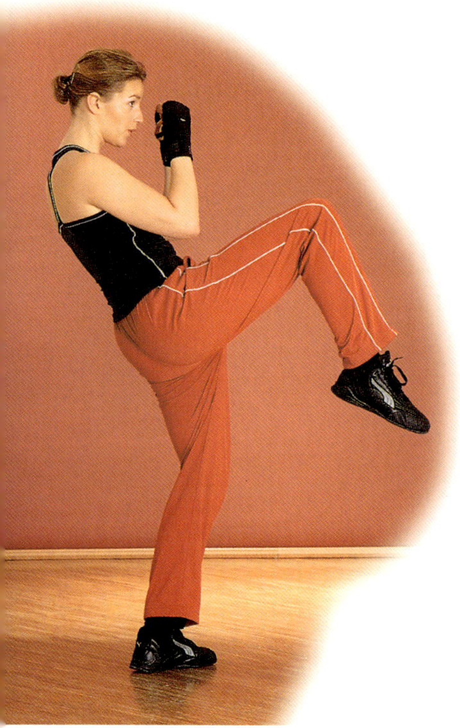

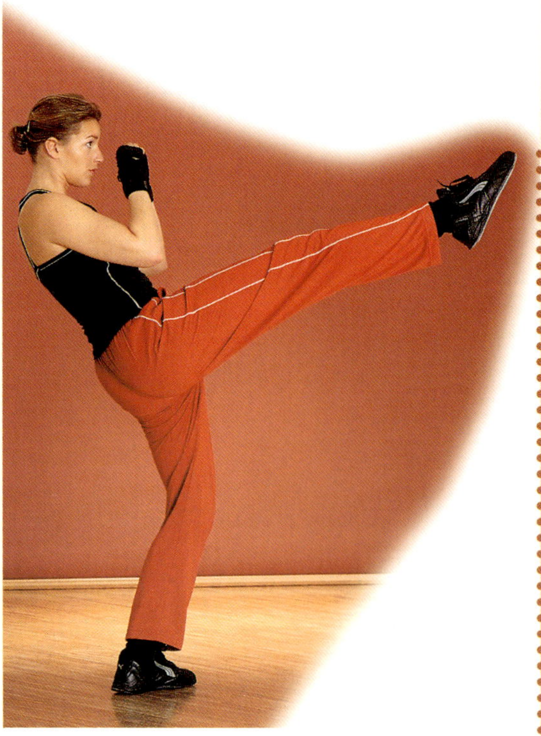

Hinweis:

▲ Einsteiger sollten am Anfang nicht zu hoch kicken. Die Höhe bis zum Schienbein ist ausreichend.
Gehen Sie nicht zu weit in die Streckung, sondern machen Sie kleinere Kicks.

Der Backkick

▲ Dieser Kick ist besonders kraftvoll, da die Kraft hauptsächlich aus dem Gesäßmuskel kommt.

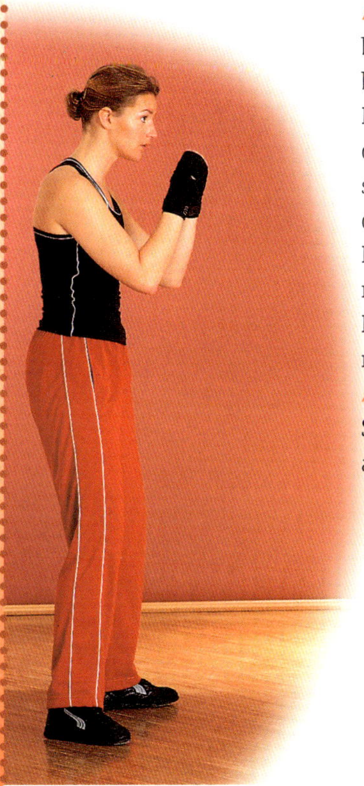

▲ Ziehen Sie zuerst das Knie und den Fuß an, der Fuß ist »flex«, das heißt gebeugt.

▲ Der Oberkörper wird nach vorn geneigt.

▲ Treten Sie das Aktionsbein eng am Standbein vorbei nach hinten. Da mit der Ferse getreten wird, zeigt die Ferse bei der Endstellung nach oben, die Zehen nach unten. Das Standbein weist mit der Ferse in Richtung imaginären Gegner.

▲ Danach ziehen Sie das Bein wieder aktiv zurück.

Beanspruchte Hauptmuskelgruppen:

▲ Beinstrecker, Beinbeuger, Gesäß-, Waden-, untere Rücken- und Bauchmuskulatur

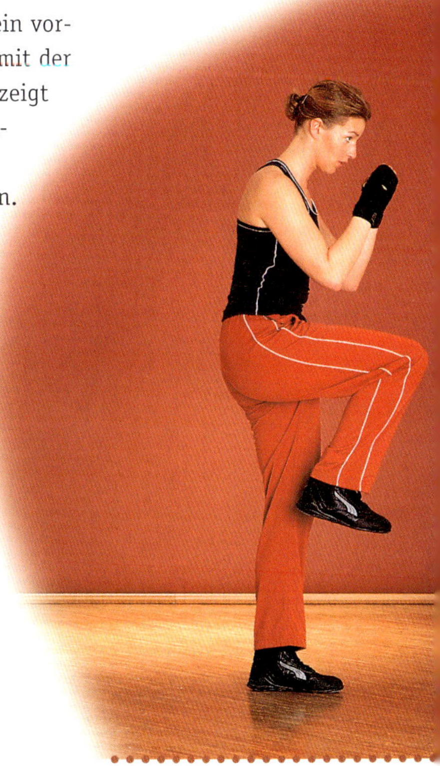

Hinweise:

- ▲ Sollten Sie am Anfang Gleichgewichtsprobleme haben, können Sie einen Stuhl zu Hilfe nehmen, an dem Sie sich mit einer Hand festhalten. Später befinden sich die Hände in Kampfstellung.
- ▲ Treten Sie am Anfang tief in Richtung Schienbein des Gegners. Sie sollten erst höher treten, wenn Sie sicher auf einem Bein stehen können.
- ▲ Um den unteren Rücken zu entlasten, müssen Sie den Oberkörper umso weiter nach vorn neigen, je höher Sie treten, maximal bis zur Waagerechten.
- ▲ Drehen Sie den Kopf über die Schulter des Trittbeines, achten Sie aber darauf, dass sich die Hüfte und die Schulter weiterhin unten befinden.

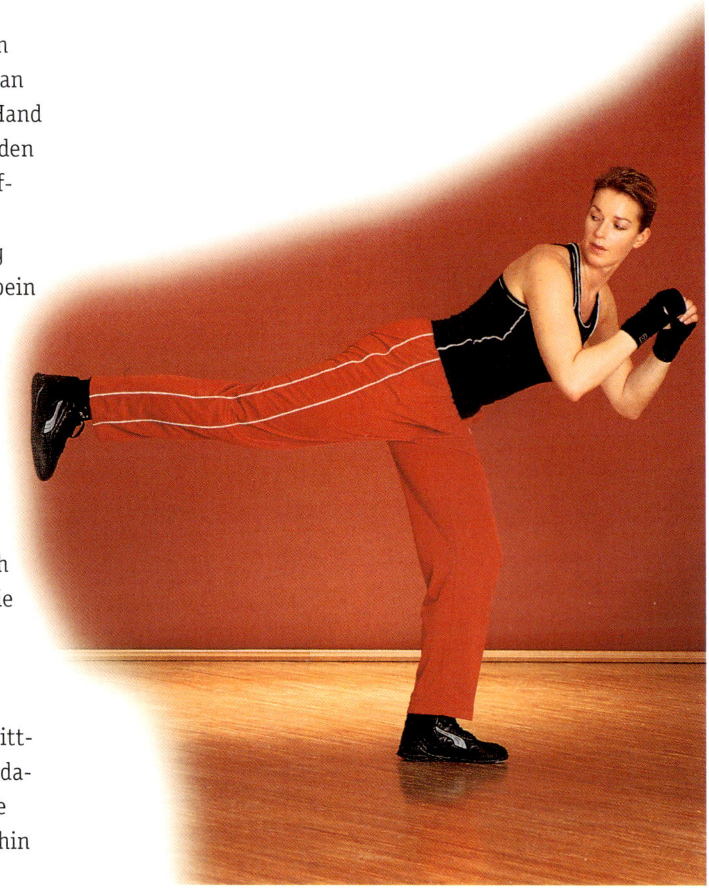

Der Sidekick

▲ Der Sidekick ist ein zur Seite in Richtung Gegner getretener Fußtritt.

▲ Ziehen Sie das rechte Bein zum linken Fuß. Die Ferse zeigt beim Abstellen deutlich zum Gegner.

▲ Drehen Sie den Oberkörper und die Hüfte leicht nach vorn, vom Gegner weg. Heben Sie Ihr Knie in Richtung gegenüberliegender Schulter nach vorn an und blicken Sie zum Gegner. Der Fuß ist »flex«, die Ferse wird zum Gesäß gezogen.

▲ Treten Sie mit der Außenseite der Ferse zu Ihrem imaginären Gegner. In der Endposition beschreiben Ferse, Knie, Hüfte und Schulter eine Gerade.

▲ Ziehen Sie nach dem Treten das Bein wieder aktiv zurück.

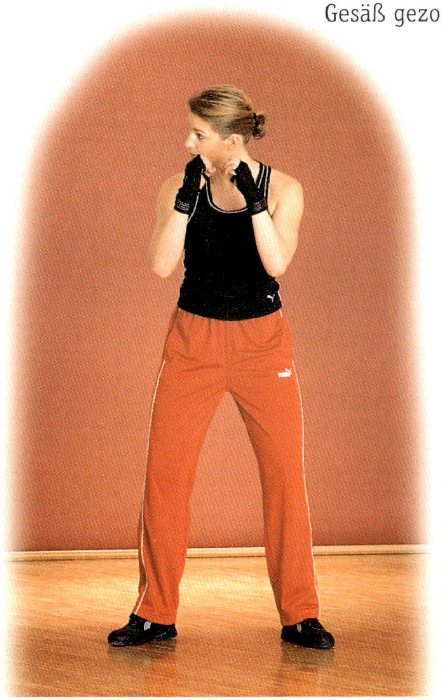

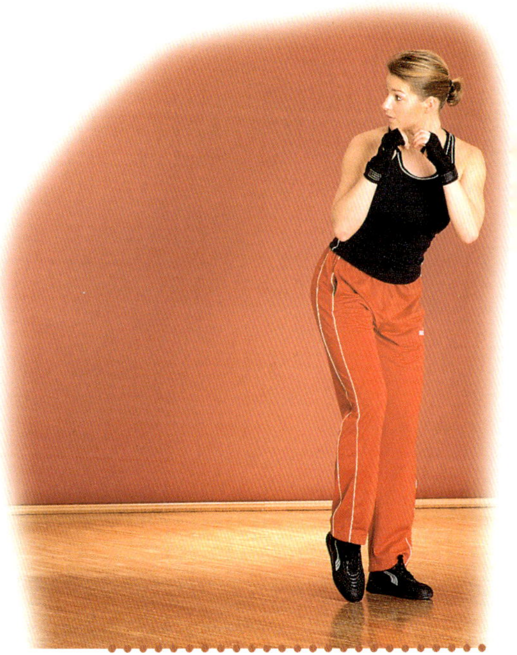

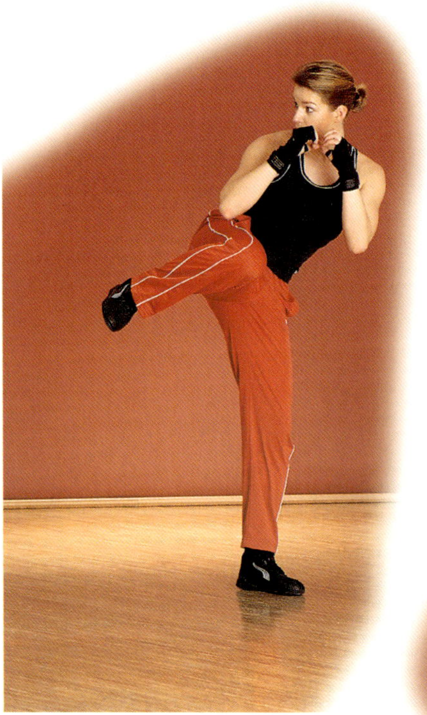

Hinweise:

- Das Knie bleibt während des Kicks waagerecht.
- Treten Sie am Anfang auch erst wieder bis Schienbeinhöhe, später dann höher, maximal bis zur Waagerechten.

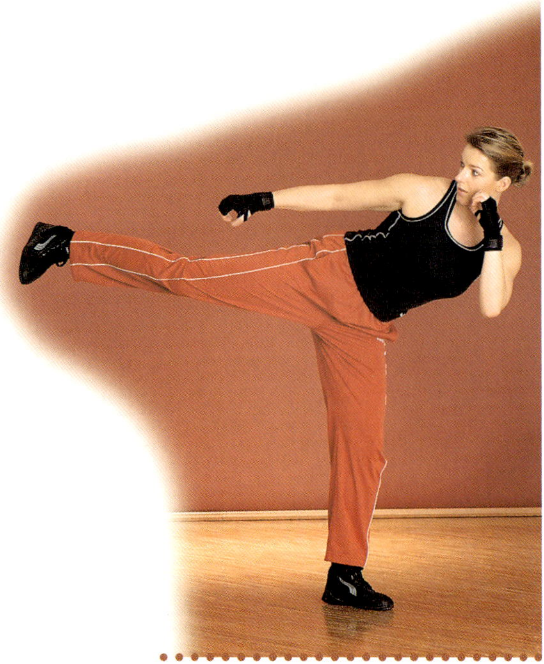

Beanspruchte Hauptmuskelgruppen:

- Beinbeuger, Beinstrecker, schräge und gerade Bauchmuskulatur, Adduktoren und Abduktoren, untere und seitliche Rücken- sowie seitliche Gesäßmuskulatur

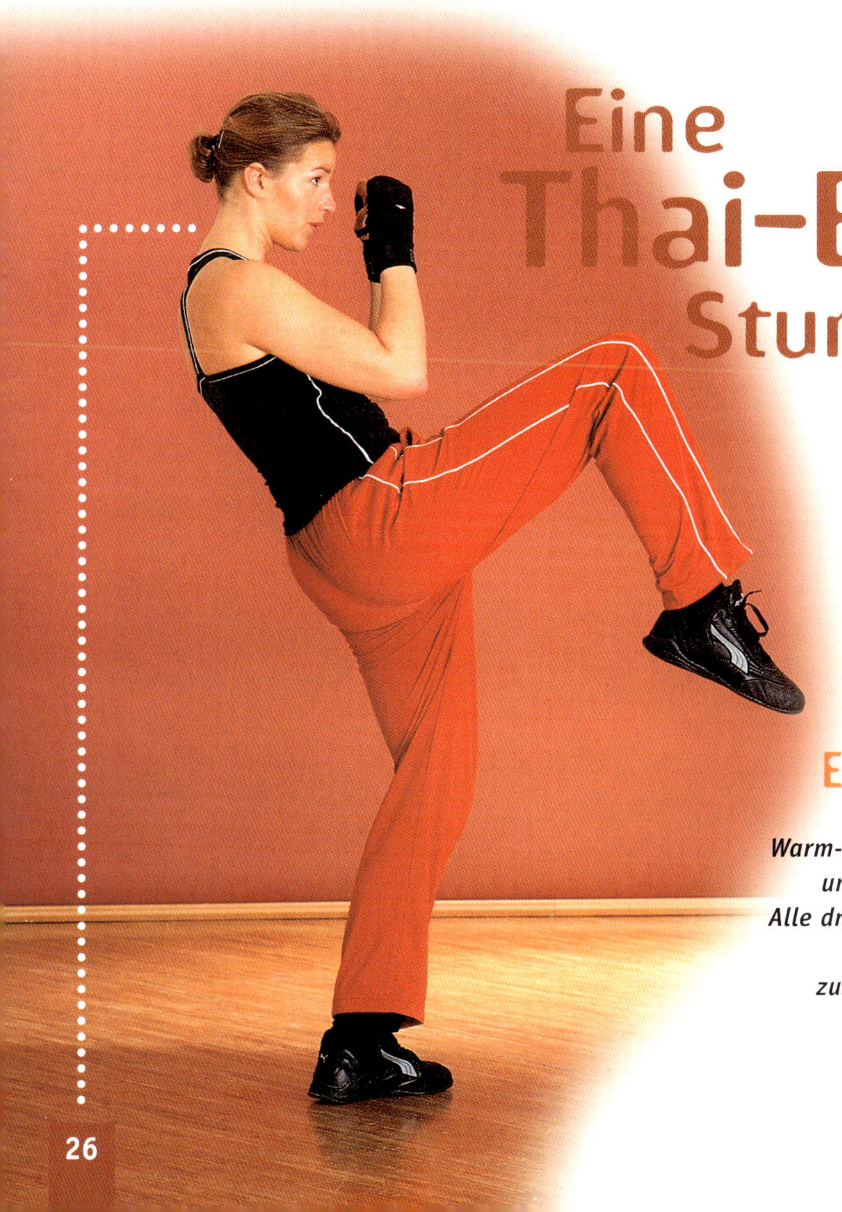

Eine Thai-Bo-Stunde

Eine Trainingseinheit besteht aus einem Warm-up, einem Hauptteil und einem Cool-down. Alle drei Teile sind wichtig und ergeben erst zusammen ein Ganzes.

Das Warm-up

Zur Einstimmung auf ein Thai-Bo-Workout beginnen Sie mit leichten, gleichmäßigen Atemübungen.

Erste Übung

Sie stehen mit hüftbreit geöffneten Beinen, die Füße sind parallel. Die Knie werden leicht gebeugt, die Schultern lassen Sie locker hängen. Die Arme sind parallel. Führen Sie die Handrücken beim Einatmen bis Schulterhöhe, beim Ausatmen senken Sie sie wieder.

Zweite Übung

Stellen Sie sich vor, Sie würden eine Wand streichen, und dabei in jeder Hand einen Pinsel halten – führen Sie sie erst aufwärts und dann wieder abwärts. Ziel dieser Übung ist es, zur Ruhe zu kommen und sich auf die bevorstehende Stunde und die damit verbundene Anstrengung vorzubereiten.

Einstimmung

Hören Sie Musik mit asiatischen Tai-Chi-Klängen, diese stimmt auf das Training ein. Dann folgt das Aufwärmen des Körpers. Den Motor des Autos bringt man ja auch erst auf Betriebstemperatur, bevor er auf der Autobahn mit Vollgas gefahren wird. Zur Aufwärmung des menschlichen Körpers gehört das langsame, stetige Bewegen: von kleinen zu immer größer werdenden Bewegungen und von den großen zu den kleinen Muskelgruppen. Somit werden Fehlbelastungen und Verletzungen vermieden, außerdem kommt unser Herz auf Betriebstemperatur. Die Musikgeschwindigkeit sollte beim Aufwärmen zwischen 125 - 135 bpm liegen.

Beispiel für ein Warm-up mit anschließender Vordehnung

Dauer ca. 8 - 10 Minuten

- Auf der Stelle marschieren, dabei die Schultern rollen.
- Beim Marschieren die Beine öffnen und wieder schließen, die Arme vor und zurück nehmen.
- Mit geöffneten Beinen gehen und dabei die Arme erst angewinkelt, dann mit immer größeren Bewegungen vor dem Kopf kreisen.
- Wechselseitig mehrmals mit dem Fußballen auf den Boden tippen, dabei lockere Jab-Bewegungen ausführen.
- Wechselseitiges Heben der Knie mit einer leichten Innen- und Außenrotation.
- Kleine Kniebeugen, dabei werden die Hände auf den Oberschenkeln aufgestützt.
- Lockeres Seilspringen.

Danach folgt das Vordehnen. Es dient der Vorbereitung von Muskeln und Gelenken auf die bevorstehende Belastung, kann die Flexibilität erhöhen und soll damit Verletzungen vorbeugen.
Führen Sie jede Übung mit ca. 8-10 Wiederholungen dynamisch, zum halben Rhythmus der Musik aus. Atmen Sie in der Dehnphase gleichmäßig aus und in der Entspannungsphase wieder tief ein.

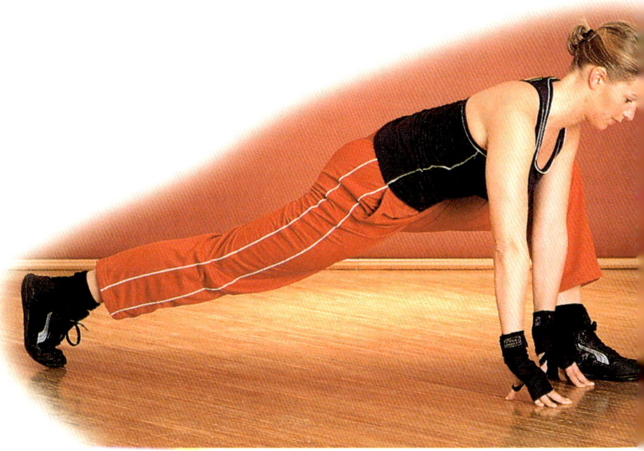

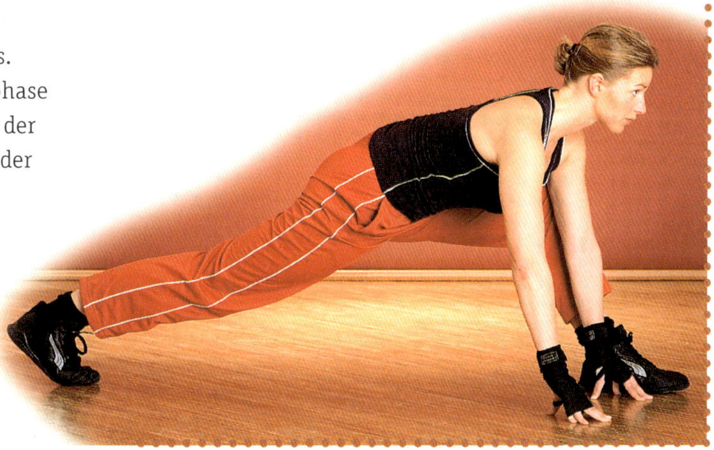

Dehnen des Wadenmuskels und Hüftbeugers

▲ Machen Sie einen weiten Ausfallschritt nach vorn, das vordere Bein ist gebeugt, das hintere Bein fast gestreckt. Die Ferse berührt nicht den Boden. Der Rücken bleibt gerade, der Kopf ist in Verlängerung des Rückens nach vorn gerichtet. Die Hände werden am Boden abgestützt.

▲ Jetzt führen Sie langsam und dynamisch die hintere Ferse in Richtung Boden und anschließend wieder in die Ausgangsposition.

Dehnen des Beinbeugers

▲ Sie stehen im Ausfallschritt und versuchen, das vordere Bein fast zu strecken, indem Sie das Gesäß leicht nach hinten schieben (ohne Foto).

Dehnen des unteren Rückenstreckers

▲ Ausgangposition ist die Parallelstellung.

▲ Stützen Sie sich mit den Händen in der Hüftbeuge ab; hierbei zeigen die Daumen nach innen, die anderen Finger nach außen.

▲ Das Brustbein wird angehoben, die Schultern sind tief und werden nach außen geführt.

▲ Jetzt richten Sie Ihr Becken dynamisch auf und kippen es wieder.

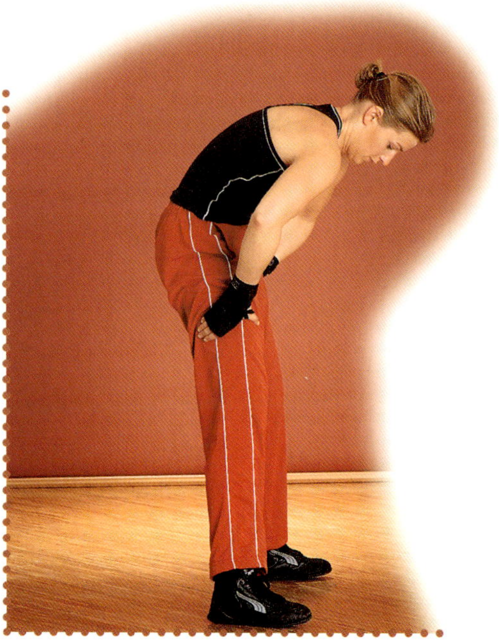

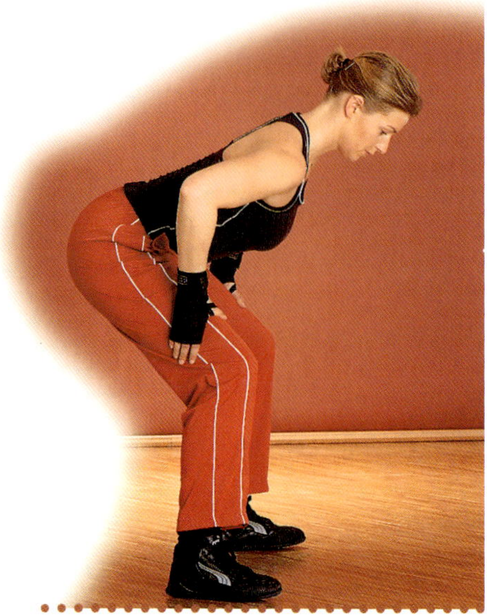

Dehnen des oberen Rückens

▲ Aus der Parallelstellung nehmen Sie beide Arme in einem großen Bogen nach vorn, als würden Sie einen dicken Luftballon umfassen.

▲ Der Kopf wird gleichzeitig mit dem Kinn zur Brust geführt.

▲ Dann bringen Sie die Arme wieder zurück zur Ausgangsposition und richten den Kopf auf.

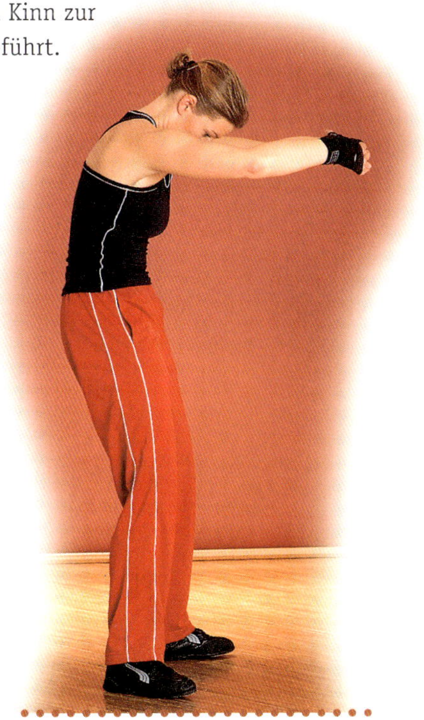

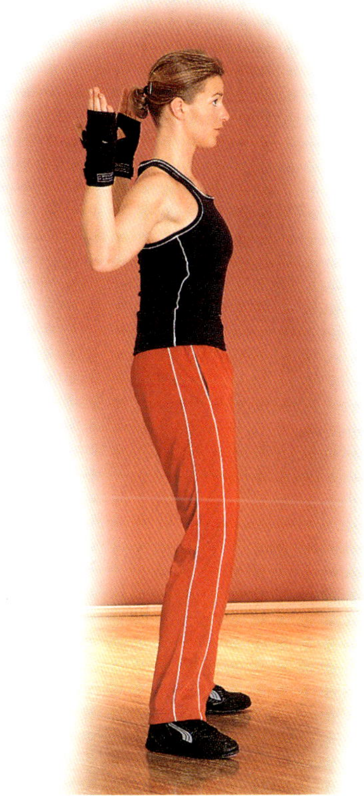

Dehnen des Brustmuskels

▲ Aus der Parallelstellung werden die Arme seitlich weit geöffnet, sie befinden sich etwa auf Schulterhöhe, die Daumen zeigen nach hinten.

▲ Führen Sie beide Arme langsam weit nach hinten und anschließend wieder nach vorn.

Der Hauptteil

Dieses Training wurde für Einsteiger ausgearbeitet, die Dauer beträgt 10-45 Minuten, die Geschwindigkeit der Musik ist 135-150 bpm.

Tipp

Trainieren Sie am Anfang so lange, wie es Ihnen gut tut. Hören Sie auf, wenn Sie merken, dass Ihr Puls längere Zeit zu hoch ist. Falls Sie Ihr Gewicht reduzieren wollen, sollten Sie bei niedriger Intensität eine Übungsdauer von 45 Minuten anstreben.

Führen Sie die folgenden Übungen aus:

▲ Lockeres Tänzeln auf der Stelle
▲ Abwechselnd linker und rechter Punch
▲ Schnelle Punches links und rechts
▲ Lockeres Tänzeln auf der Stelle
▲ Abwechselnde Kneekicks, die Arme ziehen beidseitig von oben nach unten
▲ Abwechselnde Hooks
▲ 3 Jabs rechts, 1 Punch links (eventuell nach vorn und wieder zurück bewegen)
▲ 3 Jabs links, 1 Punch rechts (eventuell nach vorn und wieder zurück bewegen)
▲ Abwechselnder Frontkick mit Zwischenschritt (kick rechts, marschieren rechts, links, rechts, kick links, marschieren links, rechts, links etc.)
▲ Lockeres Tänzeln auf der Stelle
▲ Abwechselnde Uppercuts

Wiederholen Sie das gesamte Programm von Anfang an, gönnen Sie sich zwischendurch genügend Pausen zum Erholen und Trinken. Marschieren Sie locker auf der Stelle, wenn Ihr Puls zu hoch steigt.

Tipp

So errechnen Sie Ihren maximalen Trainingspuls: Subtrahieren Sie Ihr Lebensalter von der Zahl 220. Beispiel: Eine 35-jährige Frau hat einen maximalen Trainingspuls von 220 – 35 = 185

Bevor Sie mit dem Nachdehnen und dem Entspannen beginnen, marschieren Sie locker auf der Stelle, um wieder auf einen Erholungspuls von 100 bis maximal 120 zu kommen.
Sollten Sie schon Thai-Bo gemacht haben, können Sie natürlich auch den Sidekick und den Backkick mit in Ihr Programm einbauen. Einsteigern empfehle ich diese Kicks erst nach einigen Wochen auszuprobieren.

Das Cool-down

Dieser Teil besteht aus Stretching und Entspannung, er bildet den Abschluss für ein ganzheitliches Training und regt sowohl den Körper als auch den Geist an. Der Teil der Übungseinheit sollte etwa 15 Minuten betragen.

Dehnübungen

Durch das Stretching verhindern Sie Verkürzungen und Verspannungen der Muskulatur. Halten Sie die Position ca. 20 Sekunden. Atmen Sie in dieser Zeit ruhig weiter. Dann versuchen Sie beim Ausatmen die Dehnposition noch einmal zu verstärken. Halten Sie die Position weitere 20 Sekunden, dann lösen Sie sie auf. Beim Nachdehnen können Sie auch Dehnübungen aus dem Warm-up wiederholen.

Für die hintere Oberschenkel- und Wadenmuskulatur

▲ Gehen Sie weit in den Ausfallschritt, das heißt, führen Sie das rechte oder linke Bein gebeugt nach vorn. Beide Hände berühren den Boden.

▲ Versuchen Sie jetzt das vordere Bein soweit wie möglich zu strecken, indem Sie die Ferse des hinteren Beines in Richtung Boden führen.

▲ Dehnen Sie anschließend das andere Bein (ohne Foto).

Info

Beachten Sie stets, dass ein müder Körper besonders verletzungsgefährdet ist.

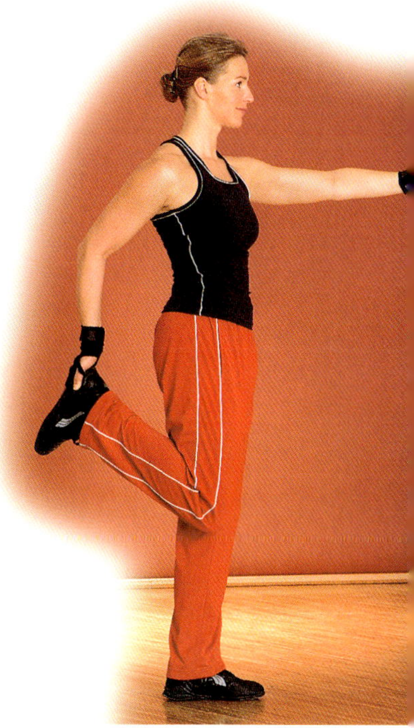

Für die vordere Oberschenkelmuskulatur und den Hüftbeuger

▲ Sie stehen aufrecht, die Füße sind hüftbreit geöffnet und die Knie werden leicht gebeugt.

▲ Führen Sie mit der rechten Hand den rechten Unterschenkel und die Ferse in Richtung Gesäß.

▲ Wechseln Sie dann das Bein.

Für die innere Oberschenkelmuskulatur

▲ Legen Sie sich auf den Rücken, heben Sie die Beine und strecken Sie beide Füße in Richtung Decke.

▲ Öffnen Sie jetzt Ihre Beine. Dabei berühren die Hände knapp unterhalb des Knies die Oberschenkel.

▲ Dosieren Sie mit Ihren Händen die Dehnung (ohne Foto).

Für die Brustmuskulatur

▲ Aus der Parallelstellung nehmen Sie Ihre Arme hinter dem Gesäß zusammen, umfassen mit einer Hand das andere Handgelenk und ziehen weit nach hinten, vom Gesäß weg.

▲ Richten Sie dabei das Brustbein weit auf und senken Sie die Schultern (ohne Foto).

Für die Unter- und Oberarmmuskulatur

▲ Führen Sie einen Arm gerade nach vorn, die Handfläche zeigt nach oben.

▲ Greifen Sie mit der anderen Hand die Finger.

▲ Dehnen Sie nun langsam die Finger nach unten und halten Sie Ihren Arm fast gestreckt.

▲ Wechseln Sie anschließend den Arm.

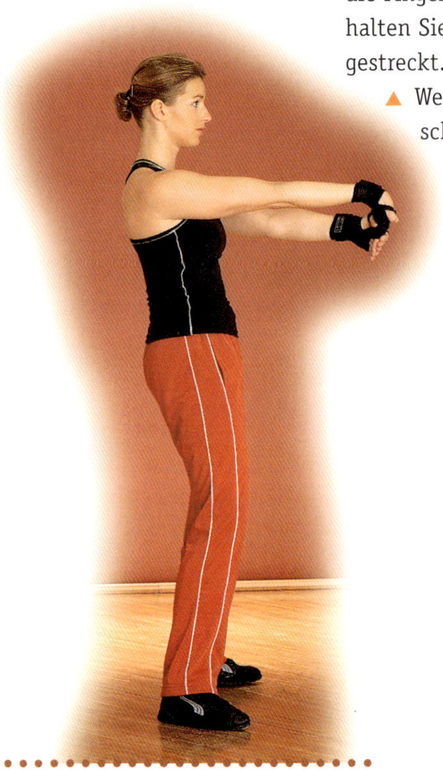

Entspannung – Progressive Muskelrelaxation

Nach einer Belastung sollten Sie sich noch etwas Entspannung gönnen, um wieder den richtigen Ausgleich zwischen Körper und Geist zu erreichen. Eine Möglichkeit ist die Progressive Muskelrelaxation, sie basiert auf dem effizienten Prinzip der wechselseitigen An- und Entspannungstechnik.
Der schwedische Arzt Edmund Jacobson stellte fest, dass durch eine gezielte Anspannung einzelner Muskelgruppen und dem plötzlichen Lösen der Anspannung eine tiefe körperliche Entspannung erzielt werden kann.

▲ Legen Sie sich auf den Rücken.

▲ Hören Sie ruhige Entspannungsmusik.

▲ Schließen Sie Ihre Augen.

▲ Machen Sie es sich bequem und legen Sie Ihre Hände neben den Körper.

▲ Führen Sie folgende Vorübung zum »Kennenlernen des Körpers« aus: Spannen Sie den rechten Fuß an. Ziehen Sie die Zehen an und heben Sie die Ferse leicht vom Boden ab. Dabei wird die Schienbein- und Oberschenkelmuskulatur angespannt. Halten Sie die Spannung etwa 2 - 4 Sekunden, bevor Sie sie abrupt lösen. Lassen Sie Ihr rechtes Bein jetzt locker und fühlen Sie in Ihr linkes Bein hinein. Wenn Sie einen Unterschied spüren, können Sie mit der eigentlichen Entspannungsübung beginnen.

▲ Spannen Sie jetzt folgende Muskeln in dieser Reihenfolge an:

- rechter Fuß
- linker Fuß
- Wadenmuskulatur
- Oberschenkelmuskulatur
- Gesäßmuskulatur
- Bauch
- Rücken
- Brust
- Schultern
- Arme und Fäuste
- Nacken
- die Gesichtsmuskulatur.

▲ Halten Sie diese Gesamtspannung etwa 2 - 4 Sekunden. Lassen Sie dann schlagartig los, atmen Sie ungefähr eine Minute ruhig und gleichmäßig weiter. Fühlen Sie dabei in Ihren Körper hinein. Wiederholen Sie diese Übung noch zweimal, um am Ende eine Tiefenentspannung zu erreichen.

▲ Bleiben Sie danach noch etwa 3 - 5 Minuten am Boden liegen, um die Entspannung in Ihrem Körper wahrzunehmen und zu genießen. Sie können auch auf eine Phantasiereise gehen: Stellen Sie sich vor, Sie liegen am Strand und ...